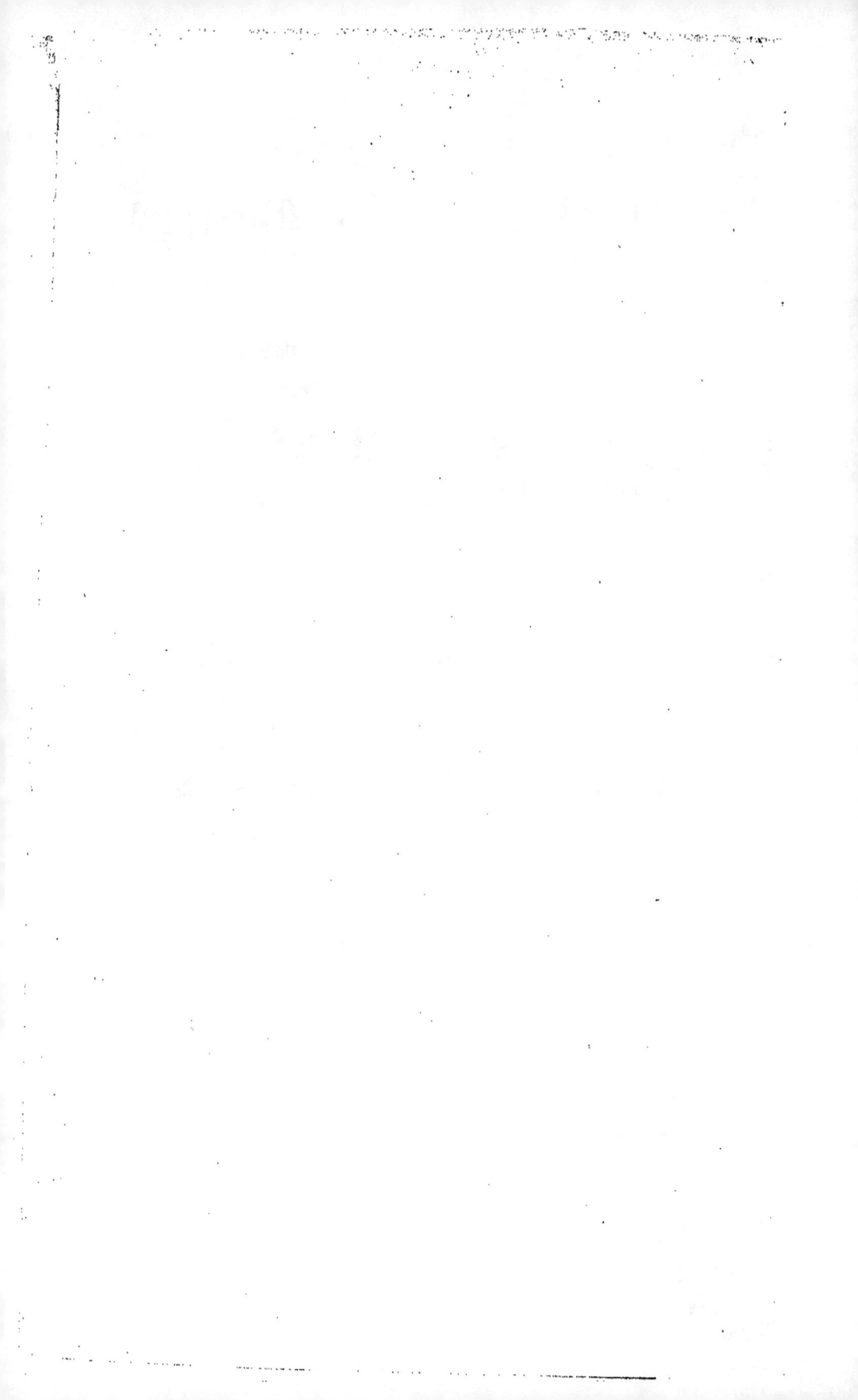

TABLEAUX UROSCOPIQUES

OU

MÉTHODE SIMPLE ET PROMPTE

POUR L'ANALYSE SANS MICROSCOPE

DES URINES

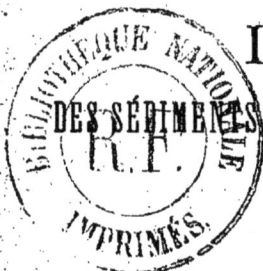

DES SÉDIMENTS URINAIRES ET DES CALCULS VÉSICAUX

PAR

A. BAUDOIN

Lauréat en pharmacie, Ex-pharmacien major de 1re classe 1870-71,
Pharmacien de 1re classe de l'École supérieure de Paris,
Secrétaire du Conseil d'hygiène et de salubrité,
Inspecteur des pharmacies, drogueries, épiceries,
Directeur du Laboratoire public de Chimie agricole et industrielle,
Lauréat de la Société des Agriculteurs de France,
Délégué cantonal de l'Instruction primaire,
Secrétaire de la Société des Amis des arts, Trésorier du Comité
d'études et de vigilance contre le phylloxera,
Juge suppléant au tribunal de commerce, Chevalier du Mérite agricole.

Deuxième Édition
entièrement refondue et conforme aux progrès actuels.

LA ROCHELLE

IMPRIMERIE NOUVELLE NOEL TEXIER ET FILS

29, RUE DES SAINTES-CLAIRES, 29

1900

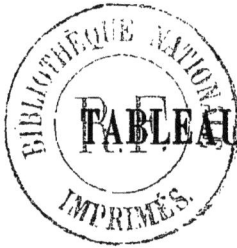

TABLEAUX UROSCOPIQUES

DU MÊME AUTEUR

Tableaux uroscopiques, 1re édition; Noël Texier, éditeur, Pons, 1877.

Le Nostoc, champignon des murs de Cognac; Noël Texier, éditeur, Pons, 1878.

Réveil agricole des Charentes; Vincent, éditeur, Cognac, 1884-85.

Des influences météorologiques sur la composition du vin; Masson, éditeur, *Annales agronomiques*, Paris, 1886.

Note sur le sulfate de cuivre; *Annales agronomiques*, Paris, 1887.

Traitement des flegmes par la chaux; *Annales agronomiques*, Paris, 1891.

Les eaux-de-vie et la fabrication du cognac; J.-B. Baillière, éditeur, Bibliothèque des connaissances utiles, Paris, 1893.

Dictionnaire populaire d'agriculture pratique (collaboration); G. Percheron, librairie de la *France agricole*, Paris, 1896.

Causeries photographiques; Durozier, éditeur (*Indicateur*), Cognac, 1900.

TABLEAUX UROSCOPIQUES

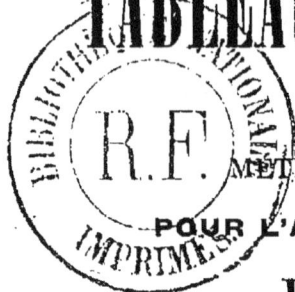

OU

MÉTHODE SIMPLE ET PROMPTE

POUR L'ANALYSE SANS MICROSCOPE

DES URINES

DES SÉDIMENTS URINAIRES ET DES CALCULS VÉSICAUX

PAR

A. BAUDOIN

Lauréat en pharmacie, Ex-pharmacien major de 1re classe 1870-71,
Pharmacien de 1re classe de l'Ecole supérieure de Paris,
Secrétaire du Conseil d'hygiène et de salubrité,
Inspecteur des pharmacies, drogueries, épiceries,
Directeur du Laboratoire public de Chimie agricole et industrielle,
Lauréat de la Société des Agriculteurs de France,
Délégué cantonal de l'Instruction primaire,
Secrétaire de la Société des Amis des arts, Trésorier du Comité
d'études et de vigilance contre le phylloxera,
Juge suppléant au tribunal de commerce, Chevalier du Mérite agricole.

———

Deuxième Édition
entièrement refondue et conforme aux progrès actuels.

———

LA ROCHELLE

IMPRIMERIE NOUVELLE NOEL TEXIER ET FILS

29, RUE DES SAINTES-CLAIRES, 29

—

1900

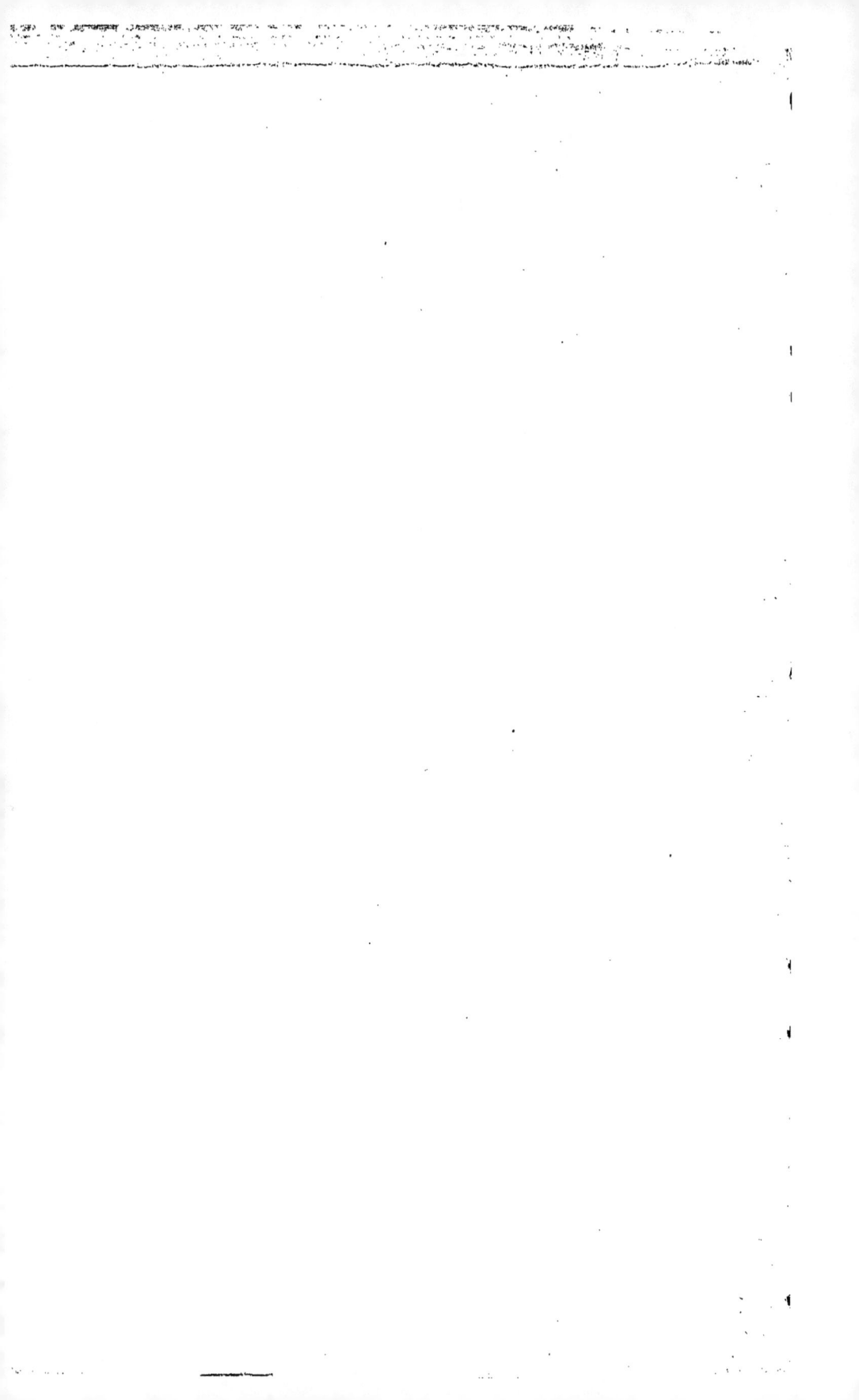

A

LA MÉMOIRE

DE

Mon fils bien aimé

ÉTUDIANT EN MÉDECINE

27 NOVEMBRE 1877 — 23 AOUT 1900

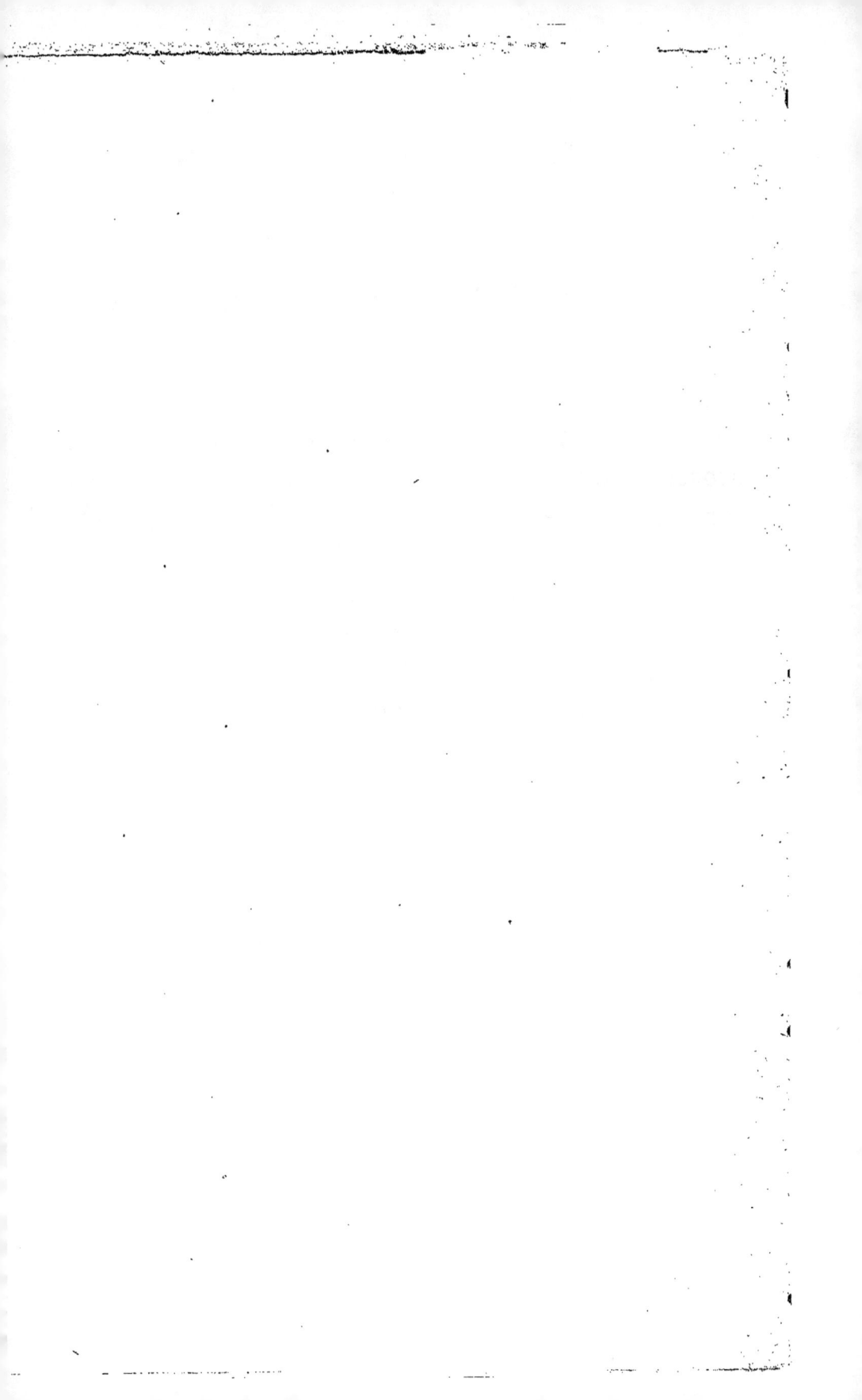

PRÉFACE DE LA DEUXIÈME ÉDITION

Lorsqu'en 1877 nous avons publié nos tableaux uroscopiques, nous voulions surtout aider nos confrères qui ne possèdent pas de microscopes. Depuis cette époque les traités d'urologie se sont multipliés, les théories ont fait place à des faits, et la pratique médicale est en droit d'exiger davantage de l'analyse des urines.

Nos tableaux ne répondaient plus aux desiderata modernes, et nous les avons remaniés et modifiés de façon à les rendre encore plus pratiques et plus clairs.

Nous serons très heureux si nos jeunes confrères réservent à cette seconde édition l'accueil bienveillant que firent leurs aînés à la première.

Cognac, le 23 octobre 1900.

A. BAUDOIN.

TABLEAUX UROSCOPIQUES

En publiant cette seconde édition de nos tableaux, nous n'avons pas la prétention de remplacer les traités d'urologie existants; surtout aujourd'hui, que ces traités sont devenus plus nombreux et mieux documentés, nous avouons humblement que notre but pratique ne peut faire oublier les savants ouvrages des Neubauër, Vogel, Gautrelet, Yvon, Mercier, Vieillard, etc., auxquels nos confrères devront avoir recours pour les questions délicates.

Cela posé, avant de procéder à l'examen d'une urine, il ne faut pas oublier que ce liquide a une composition variable selon les heures de la journée et qu'il est nécessaire d'opérer sur un échantillon moyen de l'urine de 24 heures.

Si l'urine est remise par ordre du médecin, ce dernier indique le plus souvent quelle est la nature des recherches à faire; mais, quand c'est le malade qui veut savoir ce que contient son urine, il y a lieu de faire une analyse qualitative méthodique pour rechercher les éléments pathologiques qu'elle peut contenir, nos tableaux sont alors très utiles.

L'urine peut être *normale, anormale* ou *pathologique*.

L'urine est *normale* lorsque les recherches n'ont fait découvrir aucun des corps du tableau 1 (urine pathologique) et que les éléments sont dans des rapports constants. Ces rapports sont-ils troublés, l'urine est *anormale*. Il faut tenir compte de l'alimentation, de la fatigue ou du surmenage, de la température, des influences du milieu des médicaments, de l'âge et du poids du sujet, etc.

1er TABLEAU

URINE NORMALE		URINE ANORMALE	URINE PATHOLOGIQUE
Eau	976.00	Le poids des élé-	Albumine.
Urée	22.00	ments normaux	Glucose.
Acide urique . .	0.40	s'écarte d'une fa-	Acides biliaires.
— hippurique .	0.30	çon très marquée	Pigments biliaires
Créatine . . }	0.80	des chiffres ci-con-	Graisses.
Créatinine. . }		tre, ce qui rompt	——
Mat. extractives.	4.50	les rapports uro-	
Chlore total . .	4.16	logiques.	Sédiments.
Acide sulfurique .	1.50		Acide urique.
Acide phospho-		——	Urates..
rique . . .	2.08	Voir le tableau 2.	Oxalate de chaux.
Potassium. . }			Phosphates.
Sodium. . . }			Hématies.
Calcium . }			Pus.
Magnésium . }	.7.20		
Oxygène com- }			
biné . . . }			
Poids du litre.	1019.00		

2e TABLEAU

PAR LITRE	CORPS	RAPPORT
22.	Urée à Extrait.	50. %
15.	Sels à Extrait.	30. %
2.50	Pho5 à Urée.	12.5 %
5.50	Chlore à Urée.	40. %
0.40	Acide urique à Urée.	2.0 %
	(Vieillard et Huguet).	

VARIATIONS QUANTITATIVES

1. *Volume*. — Dans les affections fébriles, dans le choléra, dans le typhus, la quantité d'urine diminue ; elle augmente dans la polyurie et dans le diabète.

2. *Urée*. — Augmentation dans la fièvre et le choléra ; diminution dans l'urémie, dans le diabète, dans les maladies chroniques, dans les hydropisies, dans la mélancolie et la manie.

3. *Acide urique*. — Augmentation dans la pneumonie, le rhumatisme et dans les maladies où les fonctions respiratoires sont entravées. La sécrétion de l'acide urique diminue à la suite de l'administration du sulfate de quinine.

4. *Chlore*. — Augmentation dans le prurigo, les hydropisies, le diabète insipide, pendant le paroxysme des fièvres intermittentes. Diminution pendant l'apyrexie des fièvres intermittentes, dans le rhumatisme aigu, dans l'hydropisie aiguë, dans la tuberculose aiguë, dans l'affaiblissement du pouvoir digestif.

5. *Acide sulfurique*. — Augmentation dans la pneumonie et le diabète.

6. *Acide phosphorique*. — Augmentation dans le diabète phosphatique, la tuberculose pulmonaire, après les crises d'épilepsie ; diminution dans la pneumonie, la scarlatine.

7. *Acidité*. — L'urine devient alcaline dans les lésions du rein ou de la vessie, au sortir même de la vessie.

CORPS	CORPS		CORPS
qu'on ne retrouve pas dans l'urine	qu'on ne retrouve qu'altérés ou décomposés		qu'on retrouve sans altération
Alcool (peu).	Iode.	Iodure.	Iodure de potassium.
Aniline.	Soufre.	Sulfure et sulfate.	Bromure id.
Carmin.	Cyanoferride.	Cyanoferrure.	Cyanaferrure.
Camphre.	Sulfures alcalins.	(Partie) Sulfates.	(Partie) Sulfures alcalins.
Chlorophylle.	Tartrates alcalins.	Carbonates alcalins.	Carbonates alcalins.
Ether.	Citrates —	—	Silicates —
Musc.	Malates —	—	Borates —
Orcanette.	Acétates —		Chlorates —
Tournesol.	Acide abiétique.	Abiétinate sodique.	Sels de lithine.
Résines.	— benzoïque.	Acide hippurique.	— ammoniacaux.
	— salicylique.	— salicylurique.	Quinine.
	— tannique,	— gallique.	Strychnine.
	— urique.	CO2. Urée.	Urée.
	Asparagine.	Acide succinique.	Chloroforme.
	Chloral.	— urochloralique.	Morphine-BOUCHARDAT.
	Baume de copahu.	Abiétinate de soude.	Fer LEHMAN.
	Térébenthine.	id.	Mercure SCHNEIDER.
	Glycocolle et matières pro-		Antimoine.
	téïques.	Urée.	Arsenic.
	Gomme-gutte.		Argent.
	Rhubarbe.		Bismuth.
	Garance.	On en retrouve la matière	Etain. } ORFILA.
	Campêche.	colorante.	Or.
	Mûres.		Plomb.
	Cerises noires.		Zinc.

PRATIQUE de l'ANALYSE QUALITATIVE

I. *Volume.* — Le volume de l'urine est déterminé par le malade lui-même; en remettant son échantillon, il donnera exactement la quantité des 24 heures dont on prendra note.

II. *Aspect.* — L'urine est trouble ou limpide, pâle ou fortement colorée; lorsqu'elle contient un sédiment d'urates, il arrive souvent que ce dépôt est coloré en rose par de l'uroérythrine, l'urine filtrée donne alors un précipité rose avec l'acétate plombique.

III. *Densité.* — L'uromètre Bouchardat plongé dans l'urine avec un thermomètre pour la correction suffit pour déterminer la densité.

Table de correction.

4ᵉ Tableau

Température	Retrancher du degré observé		Température	Ajouter au degré observé	
	URINE NORMALE	URINE SUCRÉE		URINE NORMALE	URINE SUCRÉE
5 degrés	0.9	1.3	16 degrés	0.1	0.2
6 —	0.8	1.2	17 —	0.2	0.4
7 —	0.8	1.1	18 —	0.3	0.6
8 —	0.7	1.	19 —	0.5	0.8
9 —	0.6	0.9	20 —	0.7	1.
10 —	0.5	0.8	21 —	0.9	1.2
11 —	0.4	0.7	22 —	1.1	1.4
12 —	0.3	0.6	23 —	1.3	1.6
13 —	0.2	0.4	24 —	1.5	1.9
14 —	0.1	0.2	25 —	1.7	2.2

IV. *Réaction.* — La première opération après la prise de densité est de déterminer le degré d'acidité de l'urine. Le papier de tournesol doit être excessivement sensible.

V. *Action de la chaleur.* — En chauffant le tube d'essai il faut avoir soin de mettre dans la flamme la partie supérieure du liquide seulement, l'anneau opaque qui se forme tranche sur le reste du liquide clair.

TABLEAU A.

Chauffée dans un tube d'essai jusqu'à l'ébullition.

Elle ne donne pas de coagulum.

- Chauffée avec la potasse, elle ne brunit pas. — Effervescente dans l'acide chlorhydrique, réaction alcaline, la potasse dégage de l'ammoniaque. → **Carbonate** d'ammoniaque.
- Chauffée avec la potasse, elle brunit. — Pas d'effervescence avec l'acide chlorhydrique, réaction acide. → **Glucose, V. § VII.**

Elle donne un coagulum.

Albumine V. T. B., Phosphates

- Chauffée avec la potasse, elle brunit. — Soluble dans l'acide azotique.
- Chauffée avec la potasse, elle ne brunit pas. — Insoluble dans l'acide azotique.
- Coloration de l'urine jaune normale. — Vert jaune ou vert brunâtre. → **Bile (V. VI).**
- Coloration de l'urine anormale. — Rouge ou rouge brun. → **Sang (V. T. B).**

COAGULUM BLANC OU GRIS	COAGULUM VERDATRE	COAGULUM ROUGE BRUN
(A) L'acide azotique précipite des flocons de l'urine. Le réactif de Méhu, ajouté dans la proportion de 10 %, donne un précipité surtout si on ajoute à l'urine un demi-volume de solution saturée de sulfate de soude. ALBUMINE. L'ammoniaque rend le dépôt visqueux s'il contient du pus. RÉACTIF DE MÉHU Acide phénique, 10 — acétique, 10 Alcool à 90 degrés, 20	Même réaction que (A). ALBUMINE. Si l'urine est fortement colorée, l'albumine renferme des matières biliaires. On recherchera la bile selon le § VI.	Même réaction que (A). ALBUMINE. On peut soupçonner la présence du sang. Le coagulum est desséché, traité par quelques gouttes d'acide sulfurique et de l'alcool ; la solution alcoolique filtrée est évaporée et calcinée. Le résidu de la calcination est chauffé avec quelques gouttes d'acide chlorhydrique, puis étendu d'un peu d'eau distillée. Cette solution doit précipiter en bleu le ferrocyanure de potassium, si l'urine contenait du sang. Le sédiment doit donner la même réaction.

L'albumine se dose par une pesée.

TABLEAU B.

Les tableaux précédents ont permis de reconnaître le sucre ou glucose, les phosphates, l'albumine, le pus, la bile et le sang ; ce sont les corps que l'on rencontre le plus souvent. Pour contrôler d'une façon certaine la présence du pigment biliaire, il est nécessaire de faire les réactions suivantes :

VI. — BILE

(A) On verse, dans un tube d'essai, 2 centimètres cubes d'acide azotique contenant de l'acide azoteux, celui du commerce par exemple, puis, à l'aide d'une pipette, on fait couler lentement de l'urine le long de la paroi du tube. Au point de contact des deux liquides, il se forme un anneau d'un beau vert qui se colore, à sa partie inférieure, en bleu, en rouge-violet et finalement en jaune.

(B) On agite l'urine avec du chloroforme, la bilirubine passe dans ce liquide et l'on peut faire la réaction de l'acide azotique en décantant l'urine qui surnage.

(C) Dans une capsule de porcelaine, on évapore au bain-marie quelques gouttes de l'urine à essayer, on ajoute une goutte d'eau sucrée et une goutte d'acide sulfurique ; si l'on chauffe de nouveau au bain-marie, la coloration rouge-violet apparaît promptement autour du liquide.

Cette réaction n'est pas caractéristique, c'est un contrôle des réactions A et B.

(D) La teinture d'iode détermine une teinte vert émeraude dans une urine bilieuse.

VII. — SUCRE

La coloration brune que prend une urine sucrée par l'ébullition avec la potasse ne suffit pas à indiquer la présence du glucose. La liqueur cupro-potassique devra être réduite par cette urine. Voici une formule de liqueur cuivrique alcaline qui donne un produit de bonne conservation :

250 gr. de sulfate de cuivre dissous à chaud dans l'eau distillée sont précipités par 280 gr. de sel de Seignette dissous aussi à chaud ; la réaction se fait mieux à chaud qu'à froid ; il se forme du tartrate de cuivre que l'on sépare par filtration et qu'on lave. On le fait sécher à une température inférieure à 100 degrés et on le conserve dans un flacon bouché.

On prend 36 gr. 86 c. de tartrate de cuivre,
              360   de soude caustique
et quantité suffisante d'eau distillée pour compléter un litre.

10 cent. cubes de cette liqueur sont décomposés par 0 gr. 05 de sucre de glucose.

Nous considérons la liqueur cupro-potassique comme une solution d'hydrate cuivrique dans la soude et non comme un tartrate double de potasse et de cuivre ou de soude et de cuivre, qui ne peuvent guère exister dans un tel excès d'alcali.

L'urine contient un sédiment.

Le tableau suivant nous servira à le déterminer.

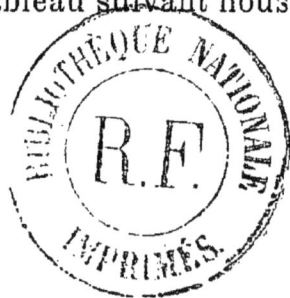

Tableau C.

Sédiment.		Soluble dans l'eau bouillante, traité par l'acide azotique et l'ammoniaque, donne la coloration pourpre de la murexide						Urates (V. § I).
	Insoluble dans l'eau bouillante.	Soluble dans l'acide acétique sans effervescence. Réaction de l'urine				Acide.		Phosphate de chaux.
						Alcaline.		Phosphate ammoniaco-magnésien.
		Insoluble dans l'acide acétique.	Traité par l'acide azotique et l'ammoniaque, donne la coloration pourpre de la murexide.				Acide urique (V. § VIII).
			Ne donne pas la réaction de la murexide.	Calciné et traité par l'acide chlorhydrique, donne la réaction de la chaux.			Oxalate de chaux.
				Ne donne pas la réaction de la chaux.	Devient visqueux et épais avec l'ammoniaque.		Pus.
					Ne devient pas visqueux.	Réaction du fer . .	Sang (V. T. B.).
						Pas de réaction du fer . . .	Epithélium, etc.

VIII. — **ACIDE URIQUE ET URATES**

Une petite quantité d'urine sédimenteuse, additionnée de quelques gouttes d'acide azotique, est évaporée presqu'à sec dans une capsule de porcelaine. Le résidu est de couleur rougeâtre ; si on l'humecte de quelques gouttes d'eau ammoniacale, il se colore en rouge pourpre (murexide), il faut craindre un excès d'ammoniaque. Cette réaction est caractéristique de l'acide urique et des urates (voyez tableau C et tableau E).

IX. — **PHOSPHATES**

Si l'urine est alcaline à son émission, la présence du phosphate ammoniaco-magnésien est souvent accompagnée de pus, l'urine est albumineuse.

X. — **OXALATE DE CHAUX**

La présence de ce sel peut être due à l'usage de certains aliments, oseille, tomates, etc., autrement elle indique un trouble de nutrition ; on l'observe chez les diabétiques.

Avant de parler du dosage des éléments normaux et pathologiques nous donnons deux tableaux qui peuvent servir à déterminer les calculs urinaires ; le premier de ces tableaux est basé sur les différences d'aspect et de coloration que présentent les calculs, le second, sur les réactions chimiques.

Le calcul offre une	Composition homogène.	Surface lisse.	Coloration { rouge briqueté.	Acide urique.
			Coloration { rouge brun.	Bilirubine.
			Coloration jaune fauve.	Xanthine.
			Coloration vert brun.	Cholestérine.
			Coloration bleu foncé.	Indigo.
		Surface mamelonnée.	Coloration brune. {	Oxalate de chaux.
				Acide urique.
			Coloration jaune.	Cystine.
	Composition hétérogène.	Surface irrégulière.	Coloration rouge briqueté.	Acide urique, oxalate.
			Coloration blanc sale (1).	Calcul recouvert de phosphate am. magnésien.
		Surface régulière		Calcul recouvert de phosphate terreux.

(1) *Le calcul doit son enveloppe à son séjour dans l'urine, il peut contenir les autres éléments.*

Le calcul traité par l'acide azotique et l'ammoniaque	donne la réaction de la muroxide	calciné le calcul	laisse un résidu	soluble dans l'eau.	Urate de soude.
					Urate de potasse.
				insoluble dans l'eau.	Urate de chaux.
					Urate de magnésie.
			ne laisse pas de résidu chauffé avec KO	le calcul dégage Az H³.	Urate d'ammoniaque.
				le calcul ne dégage rien.	Acide urique.
	rien il se calcine	sans résidu le calcul est	soluble dans l'éther.		Cholestérine.
			insoluble	il se colore en jaune par KO.	Xanthine.
				il ne se colore pas, sol. dans Az H³.	Cystine.
		avec un résidu	alcalin	le calcul fait effervescence avec Hcl.	Carbonate de chaux.
				le calcul ne fait pas effervescence.	Oxalate de chaux.
			non alcalin	soluble dans Hcl. le calcul chauffé avec KO — dégage Az H³.	Phosphate ammoniaco-magnésien.
				rien.	Phosphate de chaux.
				insoluble dans l'acide chlorhydrique.	

Pour établir si l'urine examinée est normale, lorsqu'elle ne contient pas d'éléments pathologiques, il faut doser :

L'acidité, l'extrait, les sels, l'urée, l'acide urique, l'azote total, l'acide phosphorique, l'acide sulfurique, le chlore et déterminer son pouvoir réducteur.

Dosage de l'acidité. — C'est une opération délicate qui doit être faite aussitôt l'émission. La coloration de l'urine ne permet pas d'employer la teinture de tournesol, on doit se servir du papier et opérer à la touche. Le papier de tournesol sera à peine bleu, presque rouge, de façon à être très sensible. Les liqueurs employées sont l'acide oxalique normal décime et la soude normale décime se saturant à volumes égaux ; 50 cent. cubes d'urine étendue de 50 cent. cubes d'eau distillée sont saturés par la soude $\dfrac{N}{10}$; le résultat est exprimé en acide sulfurique et mieux en acide phosphorique et en acide chlorhydrique.

Dosage de l'extrait. — On évapore 10 cent. cubes d'urine dans une capsule de platine, soit au bain-marie, soit à l'étuve, sans dépasser 100°, jusqu'à ce que le poids soit invariable ; la différence obtenue en retranchant le poids de la capsule est multipliée par 100 et donne le poids de l'extrait sec ; si on n'a pas pesé la capsule avant l'évaporation on la pèsera après l'incinération.

Dosage des cendres. — On incinère l'extrait sec obtenu à une douce chaleur pour éviter l'évaporation des chlorures, en ajoutant un peu d'azotate d'ammoniaque vers la fin de l'opération on évitera une élévation de température toujours préjudiciable. La différence des pesées donnera le poids des sels que l'on multipliera par 100 pour le rapporter au litre.

Détermination de l'eau. — Connaissant la densité exacte de l'urine on connaît le poids du litre ; on déduira donc du poids du litre le poids de l'extrait et l'on aura le poids de l'eau.

Matières organiques. — L'extrait est constitué par le poids de la matière organique et des sels ; en déduisant le poids de ces derniers du poids de l'extrait on aura celui de la matière organique.

Dosage de l'urée. — C'est avec l'hypobromite de soude que l'on dose l'urée. Depuis notre édition de 1878, bien des uréomètres ont vu le jour, nous avons toujours été fidèle à celui d'Esbach qui est simple et donne des résultats satisfaisants quand on sait s'en servir.

Nous préparons ainsi la liqueur d'hypobromite :

10 grammes de soude caustique sont dissous dans 100 ^{cc} d'eau distillée ; après refroidissement on y ajoute, goutte à goutte, 2^{cc}5 de brôme en agitant après chaque addition. Cette solution peut se conserver quelques semaines.

On verse dans le tube d'Esbach 7^{cc} de réactif à peu près, puis avec une pipette on fait couler très doucement, en inclinant l'uréomètre, 8 ou 10^{cc} d'eau de façon à ne pas les mélanger avec l'hypobromite ; à ce moment on regarde le chiffre atteint par le niveau du liquide, soit 18^{cc}3 ; la division observée, on fait tomber un cent. cube d'urine exactement mesuré dans une pipette jaugée, ce qui fait monter le niveau à 19^{cc}3, puis bouchant l'orifice de l'uréomètre avec le pouce on agite fortement ; quand il ne se dégage plus de gaz on renverse le tube dans un vase plein d'eau et l'on retire le pouce. Après avoir mis le liquide intérieur au niveau du liquide ambiant on place le pouce sur l'orifice du tube, on le retire du bassin et le renversant on lit le chiffre atteint pour le liquide restant, soit 15.8 ; en déduisant ce nouveau nombre de celui observé il reste 3^{cc}5 d'azote.

Pour ne pas faire les calculs de pression et de température etc., on a une solution titrée d'urée au centième et l'on fait une analyse comparative. Si 1^{cc} de la solution titrée a donné 4^{cc} d'azote comme il correspond à 0,^{3}01, on aura :

$$\frac{0.01}{4} = \frac{X}{3,5} = \frac{3.5 \times 0.01}{4} = 0.00875$$

qui rapporté au litre donne 8.75 d'urée par litre d'urine. On a objecté que le chiffre donné par l'hypobromite était trop fort, ce réactif décomposant la créatine, la créatinine, l'acide urique et les urates. Il faut le diminuer de 4.5 %; dans l'exemple présent on a

$$\frac{8.75 \times 4.45}{100} = 0.39$$

et 8.³ 75 — 0.39 = 8.³ 46, soit 8 gr. 46 d'urée seulement.

Dosage de l'acide urique. — Le procédé le plus pratique est le dosage sous la forme d'urate d'ammoniaque. L'urine doit être débarrassée de l'albumine au préalable. 100 cc d'urine sont additionnés de 10 gr. sulfate d'ammoniaque pulvérisé, puis abandonnés au repos pendant deux heures ; on recueille le précipité sur un filtre, on le lave avec une solution de sulfate d'ammoniaque 10 %, 50 cc suffisent; le précipité est dissout sur le filtre avec de l'eau bouillante légèrement alcaline. On laisse refroidir et on complète le volume de 100 cc; 15 cc d'acide sulfurique concentré sont ajoutés à ce liquide, la température s'élève jusqu'à 60°; et pendant qu'il est chaud on dose l'urate avec une solution de permanganate de potasse titrée à 5 % de la solution normale. Le nombre de centimètres cubes employés multiplié par 3.75 donne en milligrammes la quantité d'acide urique contenu dans les 100 centim. cubes d'urine.

Dosage de l'azote total. — Le procédé de Kjeldahl dont le professeur Denigès, de Bordeaux, a établi la technique repose sur la transformation de l'azote en sulfate d'ammoniaque ; 10 cc d'urine sont introduits dans un ballon de 350 cc avec 5 cc d'acide sulfurique pur et 10 cc d'une solution d'oxalate neutre de potasse à 30 %; le ballon est placé au bain de sable ou sur une double toile métallique et chauffé pendant une heure à une heure et demie jusqu'à décoloration ; on place un petit entonnoir ou une boule de verre sur l'orifice du ballon de façon que l'acide condensé retombe dans le liquide. On parfait le volume de 50 cc et on prélève 10 cc correspondant à 2 cc d'urine ; après saturation on fait le dosage dans l'uréomètre d'Yvon.

Nous avons indiqué ce dosage qu'il sera bon de confier à un urologue expert.

Dosage de l'acide phosphorique. — Tous les traités indiquent la méthode volumétrique avec l'acétate ou l'azotate d'urane; nous, nous employons la méthode pondérale en précipitant l'acide phosphorique sous forme de sel ammoniaco-magnésien calcinant le précipité obtenu pour le transformer en pyrophosphate de magnésie et multipliant le poids par 0.639.

Dosage de l'acide sulfurique. — Par le procédé ordinaire sous forme de sulfate de baryte. Le poids trouvé est multiplié par 0.343. La précipitation se fait mieux à chaud.

Dosage du chlore. — Certains traités font opérer ce dosage sur l'urine même. Il est préférable d'évaporer 10 cc d'urine en présence d'un gramme ou deux de nitrate de potasse pur, de calciner jusqu'à disparition du charbon.

Avant de titrer le chlore avec la solution normale de nitrate d'argent, il faut neutraliser la solution alcaline des cendres avec l'acide azotique dilué. Si on dépassait la neutralité, on saturerait l'excès d'acide avec une pincée de carbonate de chaux dont l'excès ne nuit pas à la réaction du chromate de potasse comme indicateur.

Pouvoir réducteur. — M. Henri Hélier a présenté à l'Académie des sciences un travail sur l'importance du pouvoir réducteur des urines. Il mesure ce pouvoir réducteur avec une solution de permanganate de potasse contenant 6.36 de sel par litre. 10 cc d'urine sont additionnés de 10 cc d'acide sulfurique concentré, on laisse tomber la solution permanganique dans ce mélange jusqu'à coloration rose persistante, le nombre de cent. cubes employés indique le pouvoir réducteur de l'urine. Toutefois il faut rapporter ce nombre à une urine de concentration normale, c'està-dire contenant 20 gr. d'urée par litre : soit N le nombre de cent. cubes nécessités pour la coloration rose et M la quantité d'urée par litre de cette urine ; le pouvoir réducteur sera donné par la formule

$$P = 20 \times \frac{N}{M}$$

Il faut donc doser l'urée pour avoir le pouvoir réducteur.

Une urine normale donne les nombres compris entre 12.5 et 15.

Exposition des résultats. — Parce qu'une urine ne contient pas d'éléments pathologiques, il ne s'ensuit pas que le médecin n'ait pas besoin de savoir ce qu'elle est au point de vue des rapports urologiques ; il faut donc lui présenter un schéma indiquant les dosages effectués comparativement à la composition normale de l'urine. Nous avons donné au 2ᵉ tableau les rapports normaux de certains éléments, il faudra donc les calculer après l'analyse et les établir à côté de ceux de l'urine normale.

Voici un autre tableau qu'il sera bon de dresser aussi, il permet au médecin de suivre les variations d'une urine si on la fait analyser à des époques différentes.

C'est à dessein que les chiffres de l'urine normale sont différents de ceux du tableau 1, l'urine normale oscillant selon les individus, le régime, etc., etc.

Les chiffres de l'urine analysée seront tracés à l'encre rouge.

| | VOLUME des 24 heures | DENSITÉ | PAR LITRE D'URINE | | | | | | | | OBSERVATIONS |
			Acidité	Éléments fixes minér.	organiq.	Urée	Acide uriq.	Chlore	Acide phosphoriq.	le reste des sels	
Urine analysée	1450				33		0.60				
Normale	1300	1022	1.8	15	26	21	0.40	5.5	2.5	7	
		1.019				20.4					
			1.4	12				4.2	1.9ᵐ	5.9	

— 27 —

On peut faire imprimer ces feuilles à l'avance.

Nous arrêtons là cette légère esquisse ; nos confrères suppléeront facilement au reste, ils sont passés par l'Ecole de pharmacie où ils ont fait assez de manipulations pour connaître les instruments nécessaires aux analyses usuelles, aussi n'ai-je parlé ni de burettes graduées, ni de tubes à essai, ni d'agitateurs. Souhaitons en finissant que les médecins s'entourent souvent de toutes les indications que peut leur donner une analyse d'urine bien faite, la santé de leurs malades ne peut qu'y gagner.

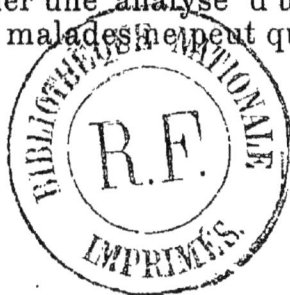

www.ingramcontent.com/pod-product-compliance
Lightning Source LLC
Chambersburg PA
CBHW060511210326
41520CB00015B/4195